Reiki Angelical al alcance de tus manos.

Dando más poder y eficacia a nuestro Reiki .

Contenido

ACLARACIÓN PREVIA PARA UNA MEJOR COMPRESIÓN DE ESTE LIBRO.

Este libro es parte de una colección de libros sobre Reiki que se vende en la plataforma de Amazon. El nombre de esta colección es : *Reiki al alcance de tus manos.*

Esta serie de libros comienza con cuatro Tomos de Reiki Usui, donde se explican en detalle en qué consisten los tres niveles y la maestria de este sistema de Reiki, creado por el Sensei Japones Mikao Usui.

En este ejemplar damos por supuesto que Reiki Usui ya es materia conocida por el lector de este libro, por esto es que hacemos referencias a muchos de sus conceptos pero no los profundizamos.

Si el lector no tuviera conocimiento en el Reiki Usui, o no tuviera afianzada las cuestiones principales de este sistema, la información que brindamos aquí le parecerá incompleta, por lo cual le recomendamos poder acceder en Amazon a nuestra colección para tener una mayor comprensión de este escrito.

Puedes ver nuestra colección en el siguiente enlace:

https://www.amazon.com/dp/B0BM6XTFQX

INTRODUCCION.

El Reiki Angelical nos da la posibilidad y la alegría de trabajar con Reiki Usui pero apoyados, asistidos y de la mano del Reino Angelical de la Luz. Combina las energías de los Ángeles y Reiki USUI.

Los ángeles se incorporan en la Iniciación de Reiki, se los llama, se los solicita y actúan como apoyo en la aplicación de las Sanaciones. Así, se hace presente, en nuestro plano, una de las mayores formas de sanación de las personas, la conciencia humana y la Tierra.

Trabajando junto con los Reinos Angélicos, el Reiki Angélico proporciona un sistema sólido de sanación y expansión de la conciencia. Es un poderoso medio de crecimiento personal, transformación y preparación para ascender. Es la curación para nuestro tiempo.

Reiki Angélico es una poderosa modalidad de sanación que trabaja con los más altos poderes del Reino Angélico para manifestar sanación y equilibrio en todas las capas para aquellos que obtienen el poder de sanación.

Con Reiki Angélico tenemos la oportunidad de auto sanación y de enviar sanación a otros, enviar sanación a otros lugares trascendiendo los límites del tiempo y el espacio, a situaciones cercanas y a situaciones del presente, de nuestro pasado o a eventos futuros.

En este escrito te brindaremos la posibilidad de conocer los fundamentos y prácticas más importantes de este sistema de Reiki.

Si lo deseas puedes copiar el link en la barra de tu explorador y acceder a nuestro CURSO ONLINE DE TERAPEUTA ANGELICAL:

I - ¿QUE SON LOS ANGELES?¿COMO LOS ENTENDIO LA HUMANIDAD A LO LARGO DE LA HISTORIA? ¿QUE NOS DICEN LAS RELIGIONES MONOTEISTAS SOBRE ELLOS?

Una verdad que se incluye en casi todos los libros sagrados de las distintas corrientes religiosas, es la que declara que existe un orden de seres celestiales muy distintos de los seres humanos y de la Deidad, y que ellos ocupan un estado superior al actual del hombre caído.

La palabra "ángel", derivada del griego angelos, significa mensajero, y es el nombre genérico de un grupo colectivo de seres.

La palabra *ángel* no sólo es genérica por aplicarse a todos los órdenes de los espíritus creados, sino que también se usa para expresar su servicio u oficio.

Existen en una frecuencia vibratoria más elevada que aquella que nuestros sentidos físicos pueden percibir. Nuestras realidades se interconectan mutuamente y la de ellos abarca y envuelve la nuestra. ¿Cómo son los ángeles?

Son una energía tan pura que no se puede describir, ellos se suelen manifestar con una brisa, perfume o una luz. Su manifestación humana es en caso de una gran necesidad pudiéndose manifestar como un hombre o una mujer e incluso un niño, pero con mucha brevedad en tiempo.

Si nuestros sentidos sutiles estuvieran plenamente desarrollados, podríamos comenzar a verlos como seres de radiantes pulsaciones lumínicas. Es una luz muy sutil que todo lo penetra. Ellos se mueven en una dimensión donde no existe ni el espacio ni el tiempo es por ello que pueden estar en varios sitios a la vez.

Su movimiento vibratorio hace que algunas personas los perciban con alas, pero eso tan solo es el aleteo vibratorio de su frecuencia.

Ellos continuamente están evolucionando e igual que nosotros. Así como es arriba, es abajo. El universo funciona sobre la base de la necesidad de saber; cuando preguntamos, se nos responde. Los ángeles están aquí para responder nuestras preguntas y ayudarnos a evolucionar. Al hablar con nuestros ángeles extendemos y expandimos nuestra capacidad de crecimiento y transformación y nos acercamos más Creador.

Un ángel es una energía pura o un ser de luz. Creados por Dios para cuidar de todo el Universo y ello implica cuidar de los seres humanos, que somos parte de ese Universo.

Es por ello que Dios les dio a cada uno una función o encargo, así están los que cuidan de los planetas, las naciones, y un largo etcétera.

Los seres humanos cuando cuidan y aman con amor incondicional al resto de seres, se suele decir que es un ángel, ya que realiza una función protectora y de servicio a los demás, pero un ser humano en su evolución espiritual no puede llegar a ser un ángel.

Un ángel es una energía muy especial creada para proteger lo que Dios le ordene y actúa como mensajero entre Dios y el hombre.

Tienen la capacidad de bajar su vibración para obtener una materialización en forma humana, esto solo lo hacen cuando su intervención requiere una urgencia auxiliadora o cuando consideran necesaria su manifestación ante el ser humano.

Todas las personas que tienen la capacidad de verlos no los ven como seres humanos, solo perciben ese flujo de energía que vibra ante sus ojos, como un ser de luz.

Los ángeles no debemos de confundirlos con los guías.

El guía no es un ángel, ya que el ángel nunca encarno, mientras el guía es un ser que fue humano y al desencarnar tomo la misión de guiar al ser humano. Ambos son protectores y ambos tienen la capacidad de ayudarnos siempre que les solicitemos ayuda, pues no pueden vulnerar nuestro libre albedrío.

La única diferencia es que el ángel tiene como prioridad elevar espiritualmente al ser humano, aunque ellos actúan en todos los niveles que les solicitemos la ayuda.

¿Cuántos tipos de ángeles hay?

Las tres principales religiones del mundo occidental (judaísmo, cristianismo e islamismo), así como prácticamente todos los sistemas de creencias religiosas del mundo entero, incluyen a seres celestiales en sus cosmologías. Los ángeles, como los humanos, pertenecen a familias o grupos que se diferencian por sus niveles vibratorios.

En las jerarquías angélicas lo superior se entiende no como "mejor" sino como más sutil. Los textos de ángeles más conocidos los disponen en tres "esferas" o "coros", ya que sus voces cantan alabanzas a la Creación componiendo la "música de las esferas", explicada en los textos herméticos como la vibración básica del Universo. Comenzando por los más próximos a Dios y terminando con los más próximos al mundo físico, esta es la disposición de los coros angélicos:

Primera esfera:
1. Serafines
2. Querubines
3. Tronos

Segunda esfera:
4. Dominios

5. Virtudes
6. Poderes

Tercera esfera:
7. Principados
8. Arcángeles
Ángeles

Los ángeles nos dicen que aunque nos parezca que hay rangos jerárquicos, es más apropiado visualizar todos estos órdenes en un gran círculo, en el que lo más alto y lo más bajo se dan la mano. Si en el centro hay energía pura, ésta va modificando su vibración y desde el estado de luz, pasa a ser calor y finalmente materia.

LOS ÁNGELES Y SUS ESFERAS

Ángeles de la Primera Esfera:
Serafines: Estos seres celestiales, de quienes se dice que rodean en trono de Dios y manifiestan su gloria, cantan la música de las esferas y regulan el movimiento de los cielos según emana de Dios

Querubines: Son los custodios de la luz y de las estrellas. Aunque alejados de nuestro plano material, su luz toca nuestras vidas, la luz divina que ellos filtran desde el Cielo manifestando la sabiduría divina.

Tronos: Son ángeles acompañantes de los planetas y manifiestan la unión con Dios. En este momento de nuestro desarrollo evolutivo es importante que cobremos conciencia de un trono en especial, el ángel de la Tierra que es el guardián de nuestro planeta.

Ángeles de la Segunda Esfera
Dominios: Son los seres que manifiestan la soberanía de Dios gobernando las actividades de todos los grupos angélicos inferiores e integrando el mundo espiritual con el mundo

material. Aunque reciben órdenes de Dios y rara vez se ponen en contacto con los individuos, su trabajo está vinculado con nuestra realidad.

Virtudes: Manifiestan la voluntad de Dios. Ahora son de especial importancia para nosotros porque pueden proyectar grandes niveles de energía divina. A medida que mayor número de humanos aprendamos a trabajar con las virtudes, habrá una mayor infusión de energía espiritual disponible para nuestro planeta.

Poderes: Son los que manifiestan el poder de Dios. Son portadores de la conciencia de toda la humanidad, los que conservan nuestra historia colectiva. A esta categoría pertenecen los ángeles del nacimiento y de la muerte. Ellos pueden atraer y retener la energía del plan divino, tal como los árboles absorben la energía del sol. De este modo los poderes pueden enviarnos a todos la visión de una red espiritual mundial. Todos los centros espirituales del planeta son órganos diferentes del cuerpo espiritual emergente de nuestro planeta.

Ángeles de la Tercera Esfera

Principados: (ángeles integradores): Son los ángeles que manifiestan el dominio de Dios sobre la naturaleza. Son los devas o guardianes de todos los grandes grupos, desde ciudades y naciones hasta creaciones humanas recientes, como las corporaciones multinacionales. Ahora sería más adecuado llamarlos ángeles integradores. Hay muchos de estos seres dedicados a nuestro planeta.

Arcángeles: (ángeles superlumínicos): Manifiestan el liderazgo de Dios. Nos sugieren que los llamemos ángeles superlumínicos porque se ocupan de las zonas más amplias de la experiencia humana. Pertenecen a una familia diferente de los ángeles y hay muchos tipos distintos de ángeles superlumínicos en esta familia mayor. Algunos comandan a los espíritus planetarios, otros son responsables del reino animal y otros más cumplen tareas específicas en servicio de la humanidad.

Ángeles: (ángeles acompañantes): Son los más próximos a la humanidad, los que más se ocupan de los asuntos humanos manifestando la protección de Dios. Dentro de la categoría de ángeles hay muchos diferentes, los que más conocemos son los ángeles guardianes o ángeles acompañantes quienes se ocupan de nuestra evolución espiritual. Conforme entramos a una época de mayor luz y amor en el planeta, estos ángeles ya no necesitan ser nuestros guardianes, sino nuestros guías y compañeros entrañables hacia una conciencia cada vez mayor.

Los ángeles nos dicen que aunque nos parezca que hay rangos jerárquicos, es más apropiado visualizar todos estos órdenes en un gran círculo, en el que lo más alto y lo más bajo se dan la mano. Si en el centro hay energía pura, ésta va modificando su vibración y desde el estado de luz, pasa a ser calor y finalmente materia.

LOS SIETE ARCÁNGELES

Los siete arcángeles son los representantes directos de Dios. Su nombre significa príncipe. Cada uno tiene una misión divina y sus poderes También están a cargo de los siete grandes planetas, ya que son los arquitectos del universo.

Los siete arcángeles siguen en importancia a la Santísima Trinidad. Su poder es enorme, ya que son representantes directos de Dios. En otras culturas se los llama los constructores del Orden Universal, los Arquitectos del Universo, los Siete Iluminados, etc. Sus reinos están definidos y cada uno tiene una misión diferente. Los arcángeles son una categoría de ángeles. Forman parte de uno de los nueve coros de la jerarquía. Son los siguientes en orden luego de los ángeles

La palabra arcángel, tiene origen griego y significa, ser superior, jefe, archimadria, en su adaptación romance toma la forma arqui, arce, arcipestre, arcángel.

Arcángel significa también príncipe, principal, ser superior, o príncipe de los ángeles. Los siete arcángeles serían los creadores de los mundos, siguiendo órdenes de Dios. Estos arcángeles son los encargados de cuidar el orden de los planetas, los que conforman su reino, los siete grandes planetas están regidos por ellos.

Se considera que los arcángeles son siete en todas las religiones, pero sus nombres difieren según la religión. La Iglesia Católica reconoce solamente a los arcángeles que figuran en la Biblia: Miguel, Gabriel y Rafael. Cada arcángel tiene sus atributos, según su papel en los relatos bíblicos.

Nombres de los siete arcángeles:

Los siete arcángeles son:

 Miguel: es un luchador incansable que siempre se enfrenta al mal. Tiene a su servicio las huestes de ángeles celestiales, los que colaboran en el mantenimiento de la paz en la Tierra.

Gabriel: fue el encargado de anunciar a María que estaba esperando un hijo. Ayuda a las mujeres embarazadas. Reúne a las personas distanciadas. Es el mensajero celestial.

Rafael: es quien protege a los enfermos, siempre está junto a quien está enfermo, mientras haya dolor, enfermedad. También protege a los matrimonios bendecidos y cuida la felicidad del hogar.

Uriel: es el encargado de las tierras y los templos de Dios. Debe ayudar a las personas que atraviesan etapas duras, cuida su integridad y alivia la fatiga.

Jofiel: es un iluminado, estable y capaz de una gran claridad mental.

Samuel: apoya a las personas solitarias que sufren de carencias de amor y respeto. Protege contra la envidia y elimina la amargura.

Zadkiel: lleva el perdón a quienes cargan con penas espirituales. Liberas de las trabas que impiden realizarse en el amor.

LOS ANGELES Y EL LIBRE ALBEDRÍO HUMANO.

La mayoría de los ángeles generalmente no interactúan con los humanos a menos que se les solicite específicamente. Todos tenemos libre albedrío y somos dueños de nuestras propias vidas, los ángeles respetan eso y nunca vendrán a nosotros para imponernos sobre nuestro libre albedrío.

Necesitamos pedirles que nos ayuden a sanarnos; no se imponen sobre nosotros. Sin embargo, cuando estamos listos para trabajar con ellos, el cambio es sorprendente, hacen que todo sea lo mejor posible, si estamos listos para trabajar con ellos, no quieren nada a cambio más que nuestra propia felicidad y gratitud.

Ángeles guardianes: están siempre con nosotros. Para un hombre normal, son los más accesibles y, por lo tanto, se les llama protección.

Arcángeles; tomar un interés particular en los seres humanos, ayudándolos y fortaleciéndolos. Los ángeles no son denominacionales; acuden a nosotros de inmediato cuando les pedimos ayuda o curación. Aportan energías puras y de alta vibración y facilitan que se produzca la curación. Los ángeles son los mensajeros amorosos de Dios; siempre vienen cuando pides su ayuda con un corazón puro. Los ángeles trabajan independientemente de su religión, casta y credo.

Los ángeles te asisten en el trabajo de Luz de cualquier forma. Pronto descubrirá que no solo la energía fluirá más fuerte, sino que ocurrirán milagros si lo permite

Si quieres entrar más de lleno en lo que llamamos angelología, que es la rama de la ciencia teológica que estudia a los ángeles te dejo a continuación de diferentes cursos online sobre los ángles. Aquí solo nos interesan los angeles en su relación con el Reiki.

CURSOS ONLINE SOBRE ANGELES:

Copia tal cual estos enlaces en le barra de tu explorador de internet:

CURSO 1:
https://go.hotmart.com/S76799463H

CURSO 2

https://go.hotmart.com/Q76799225N

CURSO ONLINE DE TERAPEUTA ANGELICAL

https://go.hotmart.com/A76799817C

QUE ES EL REIKI ANGELIO.

Angel Reiki es un sistema que emplea los cuatro símbolos de poder canalizados por Usui Sensei, pero incluye una conexión directa con los cuatro arcángeles Miguel, Rafael, Gabriel y Uriel.

La creadora de este sistema, Danny Currinks, al iniciarse en el Reiki Tradicional observó la correspondencia que se da entre las propiedades de los cuatro símbolos del Reiki de Usui Sensei y las virtudes de estos arcángeles, y también encontró la forma en que podían ser incorporados en el ritual de sintonización.

De este modo, cuando ofrecemos una terapia con Reiki de los Cuatro Arcángeles, no es que solicitemos la presencia de los arcángeles para que nos acompañen, nos guíen y nos protejan, sino que el poder de los arcángeles se fusiona con la de los símbolos de poder de Usui Sensei y resulta una energía diferente.

Esta iniciación Ángel Reiki surge de combinar la energía amorosa del Reiki con la de nuestros amigos los Arcángeles. Los cuatro principales Arcángeles se incorporan en la alineación y se les solicita su ayuda en las sanaciones. Los Arcángeles son una manifestación de la energía de Dios y nos ayudan en el proceso sanador de nuestras vidas.

El sistema de Ángel Reiki es una manera de conectar con la energía curativa cariñosa de los Arcángeles y con la energía de Reiki Usui. Ángel Reiki se puede aprender como Sistema Independiente, o como adjunto a Reiki Usui regular.

Nosotros preferimos enseñar Reiki Angélico una vez realizado todos los niveles de Reiki Usui tradicional (ver aclaración previa antes a la Introducción de este libro). De esta manera el alumno ya conocerá todo lo referido a los símbolos de Reiki a las posiciones de manos y al modo en que se deben realizar los tratamientos y el auto tratamiento y así será más rápido y sencillo el aprendizaje de Reiki Angélico.

LOS CUATRO ARCANGELES CON LOS QUE SE TRABAJA EN EL SISTEMA DE ANGEL REIKI Y SU RELACIÓN CON LOS SÍMBOLOS DE REIKI.

No se agrega ningún símbolo nuevo en el sistema de Reiki. Ángelical. Reiki incluye a los Ángeles en la curación, la autotransformación y la sintonización. Los cuatro arcángeles Rafael, Gabriel, Miguel y Uriel son los cuatro ángeles principales de este sistema. Los símbolos de Usui Reiki son Cho Ku Rei, Sei Hei Ki, Hon Sha Ze Sho Nen y Dai Ko Mio.

Gabriel

Es uno de los 7 arcángeles. Su nombre significa **"Dios es mi Fuerza"**. Ha sido conocido por traerle mensajes y noticias a la humanidad. En la religión del Islam a Gabriel se le conoce como Jibril.

Gabriel dirige a los ángeles de la pureza, del nacimiento, del bautismo, es el patrón de las mujeres embarazadas, las mamás y de los recién nacidos, de orfanatos y hospicios.

Gabriel ha sido acreditado como el ángel que selecciona almas del cielo para que nazcan en este mundo material.

Gabriel, el único arcángel representado como mujer en el arte y la literatura, es conocido como el ángel "mensajero". Ella es un Arcángel poderoso y fuerte, y aquellos que la invocan se verán empujados a la acción que conduce a resultados beneficiosos.

Es el guardián de los sueños y ayuda en los problemas de insomnio. Es el patrón de los medios de comunicación. Tiene regencia sobre los medios electrónicos, computadoras, etc. De igual manera rige sobre la alimentación. Es protector de los religiosos y protege a los bebes con males congénitos. Se le puedeinvocar para los dolores menstruales y dolores de parto. Nos ayuda a interpretar los sueños, aleja las pesadillas y ayuda con la clarividencia. Trabaja siempre con la *Virgen María.*

Se dice que su oración predilecta es el *Rosario* y que por este medio, sus respuestas son casi inmediatas. De igual forma, el es mensajero divino entre Dios y el hombre. El es el Arcángel protector de los Reikistas.

Se le representa con el lirio o con una trompeta, con la que anunciará la segunda venida.

Él maneja la energía curativa del *Cho Ku Rei.*

El Cho Ku Rei es el símbolo del poder.

El Cho Ku Rei es el símbolo de la energía. Representa el enfoque en la energía del reiki. Gabriel es el ángel de la Vida (ella quién es, como el poder de Dios). Gabriel ayuda que nosotros conectemos con la energía, pero también nos ayuda centrarnos en nuestras vidas y trae con el visión y guía desde la fuente de la energía. Nos recuerdan que nosotros somos autorizados para utilizar esta energía amorosa en nuestras vidas. Nosotros somos los llamados para ser esta presencia en el mundo.

Rafael

Su nombre quiere decir **"Brillo de Sanación"** ó **"Curación de Dios".** Tiene la capacidad de sanar cualquier enfermedad a los humanos. Rafael es el arcángel de la herbolaria, la ecología, es el protectorde los invidentes, los convalecientes y los enfermos; es el protector de los novios, de las familias, del matrimonio, de los jóvenes, de los ancianos. El protege los caminos, los vehículos.

Es el patrón de los médicos y terapeutas. Este ángel nos asiste en el dolor, es el auxiliador más grande, nos ayuda a solucionar deudas difíciles. Algunos autores lo consideran el jefe de los ángeles custodios. También es el arcángel de la prosperidad y de la riqueza material y espiritual. Él maneja la energía curativa del *Sei He Ki.*

El SEI HE KI es el símbolo de Mental / Emocional.

Representa la armonía que es Reiki. Rafael es el ángel curativo, alegría, milagros y tolerancia. Rafael nos ayuda a encontrar esta armonía emocional y espiritual. Rafael, el gran curador, nos bendice con sanar a nuestro ser entero.

Tiene la capacidad de sanar cualquier enfermedad a los humanos. Se dice que le dio a Noé un libro médico que contenía la cura para todas las enfermedades. Se le representa con una serpiente, que es el símbolo de la sanación, una flecha, una vasija de bálsamo, el color naranja y el azul claro.

Uriel

Su nombre significa **"Fuego de Dios"**. Junto a Miguel, posee las llaves del Infierno y los Abismos, y no abrirá estas puertas hasta el Día del Juicio Final. Se le representa con el Fuego. Uriel se asocia al símbolo REIKI **HON-SHA-ZE-SHO-NEN.**

Uriel es el arcángel de la salvación, de la justicia divina, la música, de la profecía, del fuego, de las iniciaciones y de la Cábala. Uriel nos ayuda a interpretar las visiones. Es el arcángel purificador que a través de los fenómenos naturales, elimina la contaminación mental y física. Recordemos que nada acontece en el planeta que no esté contemplado en el plan divino.

Él colabora junto con Miguel para eliminar la negatividad. Uriel es el que trae a la tierra el Fuego Sagrado. Él maneja la energía curativa del **Hon Sha Ze Sho Nen.**

El HON SHA ZE SHO NEN es el símbolo distante Representa la conexión eterna a la fuente amorosa de **"TODO".** Uriel representa el tiempo ETERNO de la conexión a la fuente. Cuando está conectado con la fuente es todo el manifiesto de la previsión, los regalos psíquicos, y la transformación.

San Miguel

San Miguel es uno de los siete arcángeles y aparece en la Biblia, al igual que Gabriel y Rafael. La Santa Iglesia da a San Miguel el más alto lugar entre los arcángeles y le llama **"Príncipe de la Milicia Celestial".**

Miguel quiere decir: **¿Quién como Dios?** Es decir: ¿quién es tan grande, tan amable y justo como Dios? Conociendo el significado de su nombre tal vez nos preguntemos: ¿quién es San Miguel?, ¿Dequé o de quién nos protege?, ¿Cuál es su misión?

El arcángel Miguel, tiene todas las virtudes de los otros arcángeles, es el regente espiritual de nuestro planeta, protege los caminos, trabaja con *Jesús* y con la *virgen María* de una manera muy directa y especial. *El es el guardián de las llaves del cielo*.

Es el jefe de la milicia celestial, de los ángeles del hogar y de los ángeles que trabajan con la humanidad. Miguel protege los templos, a los soldados, a los deportistas, comerciantes, jueces, gobernantes.

Su presencia es muy útil para ayudar a quitar la depresión, los problemas de presión arterial, enfermedades del corazón y de la columna vertebral, elimina los pensamientos y tendencias suicidas.

Ya desde el Antiguo Testamento aparece como el gran defensor del pueblo de Dios y su poderosa defensa continúa en el Nuevo Testamento. Es representado como el ángel guerrero, el conquistador de Lucifer, poniendo su pie sobre el enemigo infernal, amenazándole con su espada o traspasándolo con su lanza. Suele representárselo con una balanza, pues es defensor de la justicia y su fiesta es la más antigua de las instituidas en honor de los ángeles, la única que se celebraba en los primeros tiempos.

La cristiandad, desde la Iglesia primitiva, lo venera como quien derrotó a Satanás y sus seguidores y los echó del cielo. Es reconocido como guardián de los ejércitos cristianos contra los enemigos de la Iglesia y como protector de los cristianos contra los poderes diabólicos. Es conocido como el ángel de la plegaria y de la adoración y, finalmente, presentador de las almas de los difuntos a la luz del Paraíso, "la luz santa prometida a Abraham y a su descendencia". En la liturgia, la Iglesia nos enseña que este arcángel está puesto a custodiar el paraíso y llevar a él a aquéllos que podrán ser recibidos allí.

A la hora de la muerte, se libra una gran batalla, ya que el demonio tiene muy poco tiempo para hacernos caer en tentación, o desesperación, o en falta de reconciliación con Dios. En este momento, San Miguel, está al lado del moribundo defendiéndolo.

San Miguel es nuestro protector y para cumplir la misión de protector es necesaria, además del poder, otra cualidad: la bondad. Su bondad, es tan grande como su poder. Bajo sus órdenes, todos los ángelestrabajan por la protección de los hombres. Ahora cabría preguntarnos: ¿nosotros nos empeñamos tanto como ellos en nuestra propia salvación?
Por otro lado, San Miguel es nuestro modelo. Modelo de recogimiento y de unión con Dios.

Es modelo de inocencia y de pureza, no tiene sino pensamientos y deseos santos, modelo de humildad, confiesa que Dios lo es todo y que toda persona debe quitar de sí el orgullo, la ambición y la vanidad.

Es también modelo de celo. Sólo aspira a hacer amar a Dios y a Jesucristo, su hijo. ***San Miguel es modelo de dulzura.***

El procede en todas sus acciones con perfecta calma y nos muestra claramente que la modestia, la dulzura y la paciencia son las mejores armas contra nuestros enemigos

En San Miguel encontramos el modelo de todas las virtudes. Se nos enseña en la tradición que San Miguel preside el culto de adoración que se rinde al Altísimo y ofrece a Dios las oraciones de los fieles simbolizadas por el incienso que se eleva ante el altar. La liturgia nos presenta a San Miguel como el que lleva el incienso y está de pie ante el altar como nuestro intercesor y el portador de las oraciones de la Iglesia ante el Trono de Dios.

También hay que notar las apariciones marianas que han incluido manifestaciones de San Miguel, su relación con la Eucaristía, y a la adoración debida a Jesús Eucarístico y a la Santísima Trinidad.

Ruegue a Michael para estos regalos y virtudes. Él lleva la espada llameante del dios. Asocian a Michael al símbolo **DAI KO MYO**.

El DAI KO MYO es el símbolo principal.

Es el empoderamiento y la terminación de los tres símbolos anteriores. Este símbolo representa la gran luz brillante y la luz de la aclaración. Miguel es el Arcángel **"Quién como Dios"**. Miguel representa los milagros, misericordia, verdad, santificación, bendición, y amor que son parte de la luz del Dios y aclaración.

TRATAMIENTO DE ANGEL REIKI

El tratamiento de Angel Reiki es el mismo que el de Usui Reiki. El modo de imponer las manos es simular, podemos hacerlo siguiendo las posiciones de manos preestablecidas en primer nivel de Reiki Usui o guiándonos por la intuición como en el Reiki Tradicionl japonés. La persona que recibe el tratamiento puede estar acostada o sentada.

La sanación a distancia puedo realizarlas con las del mismo modo y con las mismas técnicas que aprendimos en el segundo nivel de Reiki Usui..

El ambiente se crea utilizando música relajante, lo que puede beneficiar mucho el tratamiento.

Invocación ÁngelReiki

La invocación en el tratamiento de Angel Reiki es fundamental, ya que esto nos permitirá trabajar en la canalización de la energía con la asistencia de los 4 arcángeles.

El Reiki Angélico utiliza la práctica de cuatro peticiones a los Arcángeles que nos ayudan a traer un cambio y una transformación del corazón al igual que ayudar a sanarnos.

Estas cuatro peticiones podemos memorizarlas y se pueden utilizar en cualquier momento ya sea para nuestro trabajo personal o al dar terapias. Se pueden fácilmente utilizar en cualquier momento para que nos ayude a mantener la mente centrada en los ángeles amorosos y la energía transformacional amorosa de Dios.

Preparación:
Ubíquese con Cara al este.

Comienza sentándose en una silla , o piernas cruzadas en el piso o el sofá.

Manténgase en una posición que este cómodamente.

Las manos preferentemente en la posición del rezo alrededor a la altura del pecho.

Tome algunas respiraciones profundas, adentro a través de la nariz y hacia fuera a través de la boca.

Invocación:

Proponemos dos formas de realizar la invocación.

La primera seria de la siguiente manera:

Puedes invocar a los cuatro ángeles mencionados trazando con tu mano dominante el Símbolo Reiki respectivo y después de decir el mantra, repite el nombre del Arcángel tres veces.

Habla con ellos en un lenguaje sencillo. No hay necesidad de oraciones o rituales especiales.

La segunda manera seria con invocaciones ya redactadas como las que te presentamos a continuación:

Se dice: Que los santos Ángeles y Arcángeles, me ayuden a tener y brindar paz, que pueda reflejar la compasión y el amor curativo de Dios en todo lo que soy y en todo lo que hago.

Se dice: Amado Arcángel Rafael otórgame la gracia de la salud y la fuerza de vida., ángel del sol incorpora mi centro y da el fuego de vida a mi cuerpo entero. Visualice el SEI HE KI en el aire antes de usted.

Se dice: Amado Arcángel Gabriel otórgame la gracia de la sabiduría y del buen servicio hacialos demás. Ángel de la vida, entra en mí y da fuerza a mi cuerpo entero. Visualice el Cho Ku Rei en el aire antes de usted.

Se dice: Amado Arcángel Miguel otórgame la gracia de la regeneración en todos los sentidos y que pueda seguir siempre avanzando hacia mi mayor bien. Ángel de la tierra, incorpora mis órganos generativos y regenere mi cuerpo entero. Visualice el DKM en el aire antes de usted.

Se dice: Amado Arcángel Uriel incorpora en mi corazón el fuego del Amor de Dios y pueda este amor expandirlo al mundo entero. Ángel del fuego, incorpora mi corazón y transfórmame con Amor y fuego del Dios y del fuego de la elasticidad del dios a mi cuerpo entero. Visualice HSZSN
en el aire antes de usted.

El Proceso de la Iniciación

El iniciador pide la ayuda de los cuatro Arcángeles haciendo realmente ellos la armonización en el recipiente. En la Invocación realizada durante la iniciación se presenta interacción por una parte parte con los ángeles, y por otra parte con reiki tradicional.

El efecto siempre es una experiencia jubilosa y encantadora llena de Amor. Personaliza la experiencia con los ángeles que siempre están con usted. Siempre que usted dibuje el símbolo, diga el nombre del ángel con que trabaja ese símbolo, para que los arcángeles le ayuden y asistan en implantar el símbolo.

Pasos de la Iniciación (Maestros Iniciadores)
Paso 1

La preparación para la alineación implica el pedir a los cuatro Arcángeles su asistencia durante el proceso de la alineación. Ubíquese con cara al este detrás del alumno. Cuando esté parado detrás del alumno, pida a los Arcángeles que les rodeen y que le asistan durante el proceso (de la iniciación y/o sanación), y limpie la habitación donde esta realizando este proceso diciendo:

"Santos Arcángeles, santifiquen este espacio de modo que en esta alineación, los nuevos reikistas en este sistema puedan recibir el amoroso regalo de la Salud, así como el de poder brindarla a través de sus manos." (Si se tiene a bien, se puede orar el Padre Nuestro)

Luego podemos mentalmente decir lo siguiente:

Con gran respecto, pido al Arcángel Rafael, el ángel de la curación estar parado delante de mi para que el nuevo Reikista se llene de alegría, de curación, amor, milagros y tolerancia hacia los demás.

Con gran respecto, pido el Arcángel Gabriel, el ángel de la vida, que esté parado detrás de mí para que el nuevo Reikista se llene de la alegría, misericordia, comprensión de los misterios divinos, de la verdad, de la justicia, de milagros y de la energía cariñosa de Dios.

Con gran respeto, pido el Arcángel Miguel el ángel de la protección, que esté parado a mi derecha para que el nuevo Reikista se llene de bendiciones, milagros, misericordia, verdad, santificación y amor.

Con gran respeto, pido al Arcángel Uriel, el ángel que es la luz de Dios que esté parado a mi izquierda para que el nuevo Reikista se llene de bendiciones, paz, armonía, prosperidad y todas las cosas buenas que ya le tocan.

Para los que sean cristianos, puede agregar con grande respecto las energías del Cristo Jesús, la Virgen María o cualquier otra energía de la que seamos devotos esté con nosotros, así para que nos llenen delamor y la compasión para todos los que somos curadores y para todo el mundo. Usted puede también pedir cualquier otro ángel que le ayuda en la iniciación.

Dibuje el Chokurei en sus palmas, corona y chakra del corazón.

Refuerce la limpieza de la habitación dibujando los cuatro símbolos de Reiki en el aire delante de usted. Sentir que se abren a la fuente divina y luz Reiki.

Realice los siguientes pasos en los receptores:

Traiga su lengua detrás de los dientes, y visualice la energía Reiki delante de usted. Respire e inhale profundamente.

Exhale mientras que usted mira en el receptor el **Chakra Corona**, soplando el símbolo de Cho Ku Rei con Gabriel (representado en oro), y muévalo a través del centro de la cabeza del estudiante, en la base del cerebro y trague la parte posterior del estudiante, terminando en la base de la espina dorsal. Ponga ambas manos encima de la cabeza para conseguir una simpatía enérgica con el estudiante. Ahora recite: **"Gabriel, ángel de la vida, asísteme en poner este símbolo de chispa divina y de fortalecimiento. Conecta esta alma con esta energía amorosa."**

Repita el mismo proceso ahora con el símbolo **SEI HE KI**. Esta vez dice: **"Rafael, ángel de sanación, asísteme en poner este símbolo de la armonía. Traiga la armonía y sanación alcuerpo, mente y alma que es la alegría del Dios Padre/Madre".**

Repita el mismo proceso ahora con símbolo **HON SHA ZE SHO NEN**. Esta vez dice: **"Uriel, ángel del fuego de Dios, me asiste en conectar esta alma con el Divino y regalos que van más allá de tiempo y de espacio. Traiga la previsión y sanación más allá de espacio y de tiempo."**
5. Repita esto con el **DAI KO MYO**. Esta vez dice: **"Miguel, "Quién como Dios", asístame en la autorización de esta alma con la gran luz brillante de aclaración. Traiga los milagros, la misericordia y la bendición."**

Indique al estudiante levantar sus manos llevadas de la forma de rezo (Gassho) las coloque en la coronilla de su cabeza. Visualice otra vez la energía del rayo de Reiki delante de usted, la luz del Dios Padre/Madre, mientras usted respira y exhala profundamente. Entonces pida silenciosamente a los Ángeles implanten los símbolos mientras, usted mentaliza el símbolo asociado con el Arcángel respectivo y usando su soplo para enviar Símbolo Cho Ku Rei (representado en oro) sobre las Manos y en la Chakra Corona, a través de la cabeza, y en la base del cerebro, **"Gabriel, ángel de la vida, asístame en poner este símbolo de Luz y empoderamiento. Conecte esta alma con esta energía amorosa."** (Si hace una iniciación del nivel II, también agregue el SEI HE KI, y HON SHA ZE SHO NEN, soplando los símbolos sobre las manos y en la corona. Si hace el III Nivel, también agregue el DAI KO MYO y el Arcángel Miguel.) Recuerde utilizar la bendición del arcángel que se asoció al símbolo.

Paso Dos

Muévase al frente de los estudiantes y ponga las manos de ellos en forma de rezo frente del corazón. Dibuje el símbolo de la energía en el aire delante del centro de la frente, moviéndose en el **Chakra AJNA centro de la frente (tercer ojo)**. Diríjalo adentro con la mano si usted desea.

Ahora recite: **"Gabriel, ángel de la vida, asísteme en poner este símbolo de chispa divina y de fortalecimiento.**

Conecta esta alma con esta energía amorosa." Para el nivel II, hacen igual repita el mismo proceso ahora con el símbolo **SEI HE KI**. Esta vez dice: **"Rafael, ángel de sanación, asísteme en poner este símbolo de la armonía.**

Traiga la armonía y sanación al cuerpo, mente y alma que es la alegría del Dios Padre/Madre". Para el nivel II,hacen igual repita el mismo proceso ahora con símbolo **HON SHA ZE SHO NEN**.

Esta vez dice:**"Uriel, ángel del fuego de Dios, me asiste en conectar esta alma con el Divino y regalos que van más allá de tiempo y de espacio. Traiga la previsión y sanación más allá de espacio y de tiempo."**

Para el nivel III, repiten esto con el **DAI KO MY**O. Esta vez dice: **"Miguel, "Quién como Dios", asístame en la autorización de esta alma con la gran luz brillante de aclaración.**

Traiga los milagros, la misericordia y la bendición."

Dibuje el símbolo de la energía en el aire delante del **Chakra del Corazón (Cardiaco).**

Entonces represente el símbolo el moverse en el chakra del corazón. Diga el nombre del símbolo de energía tres veces. Diga Gabriel, recite: **"Gabriel, ángel de la vida, asísteme en poner este símbolo de chispa divina y de fortalecimiento. Conecta esta alma con esta energía amorosa."**

Para el nivel II, hacen igual repita el mismo proceso ahora con el símbolo **SEI HE KI**. Esta vez dice: **"Rafael, ángel de sanación, asísteme en poner este símbolo de la armonía. Traiga la armonía y sanación al cuerpo, mente y alma que es la alegría del Dios Padre/Madre".**

Para el nivel II, hacen igual repita el mismo proceso ahora con símbolo **HON SHA ZE SHO NEN**. Esta vez dice: **"Uriel, ángel** del fuego de Dios, me asiste en conectar esta alma con el Divino y regalos que van más allá de tiempo y de espacio. Traiga la previsión y sanación más allá de espacio y de tiempo."

Para el nivel III, repiten esto con el **DAI KO MY**O. Esta vez dice: **"Miguel, "Quién como Dios", asístame en la autorización de esta alma con la gran luz brillante de aclaración. Traiga los milagros, la misericordia y la bendición."**

Coloque las manos rezo-sostenidas del estudiante delante del corazón.

Lleve a cabo las manos del estudiante a las suyas.

Visualice el símbolo de la energía que incorpora las manos como la energía vierte adentro. Recite con gran amor: **"Gabriel, ángel de la vida, asísteme en poner este símbolo de chispa divina y de fortalecimiento. Conecta esta alma con esta energía amorosa."**

Para el nivel II, hacen igual repita el mismo proceso ahora con el símbolo **SEI HE KI**. Esta vez dice: **"Rafael, ángel de sanación, asísteme en poner este símbolo de la armonía. Traiga la armonía y sanación al cuerpo, mente y alma que es la alegría del Dios Padre/Madre"**. Para el nivel II, hacen igual repita el mismo proceso ahora con símbolo **HON SHA ZE SHO NEN**.

Esta vez dice: **"Uriel, ángel del fuego de Dios, me asiste en conectar esta alma con el Divino y regalos que van más allá de tiempo y de espacio. Traiga la previsión y sanación más allá de espacio y de tiempo."**

Para el nivel III, repiten esto con el **DAI KO MY**O. Esta vez dice: **"Miguel, "Quién como Dios", asístame en la autorización de esta alma con la gran luz brillante de aclaración. Traiga los milagros, la misericordia y la bendición."**

Indique al estudiante levantar sus manos llevadas de la forma de rezo (Gassho), y muévalas hacia atrás delante del corazón del estudiante. Visualice otra vez la energía del rayo de Reiki delante de usted, la luz del Dios Padre/Madre, mientras respira y exhala profundamente.

Entonces pida silenciosamente a los Ángeles implanten los símbolos mientras, usted mentaliza el símbolo asociado con el Arcángel respectivo y usando su soplo para enviar Símbolo Cho Ku Rei (representado en oro) sobre las Manos, en el Plexo Solar, el Tercer Ojo y el Chakra Corona, mientras mentaliza o dice en voz alta **"Gabriel, ángel de la vida, asístame en poner este símbolo de Luz y empoderamiento. Conecte esta alma con esta energía amorosa."** (Si hace una iniciación del nivel II, también agregue el SEI HE KI, y HON SHA ZE SHO NEN, soplando los símbolos sobre las manos y en la corona. Si hace el III Nivel, también agregue el DAI KO MYO y el Arcángel Miguel.) Recuerde utilizar la bendición del arcángel que se asoció al símbolo.

Paso Tres

Ponga sus manos en la cabeza del estudiante. Utilice una afirmación positiva y repítala tres veces.

Sienta como es aceptada por el estudiante. Por ejemplo puede decir, **"Ángeles bendecidos, con el amor y la luz del dios, autorizándolos para curar, de todas lasmaneras y siempre para el bien y los propósitos más altos de todo implicado."**

Visualice la luz del cielo que viene en la corona del estudiante y llenarlos totalmente con la luz delDios Padre/Madre. Muévase las manos al cuello del estudiante, y despúes coloque la mano derechaencima del principal y de la izquierda en la base del cráneo. Visualice una puerta y entonces dibuje elsímbolo de la energía en él y vea la puerta que es cerrada.

Diga: "Yo sello esta Iniciación con Amor divino y Sabiduría." Piense que el proceso está sellado y termine y el estudiante ahora está conectado por siempre directamente con la fuente de Reiki. También usted ahora está conectado por siempre con la fuente de Reiki. Ponga sus manos en los hombros de los estudiantes brevemente para experimentar el momento con ellos.

Con esta iniciación ambos nos hemos bendecido y en la presencia de los ángeles finalmente le llenan de regalos divinos de sanación plena. Damos gracias por todos estos regalos.

Ahora el Principiante reikista se adapta en el nivel de Reiki que han convenido, ahora están conectados con la fuente de Reiki pero también a cuatro miembros especiales del reino angélical.

<u>CONCLUSIÓN.</u>

El Reiki Angelico es una técnica poderosa que combina la sanación Reiki con la guía y protección de los arcángeles. Como ya has podido deducir delo expuesto en este libro, al unir estas dos fuerzas se puede alcanzar una sensación de paz y de armonía interior y recibir mensajes y señales de los ángeles que pueden ayudar en el camino hacia la curación y la realización personal.

Anímate a poner en práctica estos conocimientos para poder experimentar en ti como en tus pacientes. Bienestar físco emocional y espiritual.

Recuerda que puedes ver nuestra colección de libros de reiki en Amazon en el siguiente enlace:
https://www.amazon.com/dp/B0BM6XTFQX

O puede consultar por nuestros cursos online de Reiki y Reiki angelical en los siguientes enlaces:

Si lo deseas puedes copiar el link en la barra de tu explorador y acceder a nuestro CURSO ONLINE DE TERAPEUTA ANGELICAL:

https://go.hotmart.com/A76799817C

CURSOS ONLINE SOBRE ANGELES:

Copia tal cual estos enlaces en le barra de tu explorador de internet:

CURSO 1:
https://go.hotmart.com/S76799463H

CURSO 2

https://go.hotmart.com/Q76799225N

CURSO ONLINE DE TERAPEUTA ANGELICAL

https://go.hotmart.com/A76799817C

En el siguiente enlace encontraras nuestro curso online de Reiki Usui:

https://hotm.art/qRQywX

9 798376 710746